Dr A. LEPRINCE

PHARMACIEN DE 1re CLASSE

Aide de Clinique Ophtalmologique à l'Université

Membre de la Société des Sciences médicales
de Montpellier

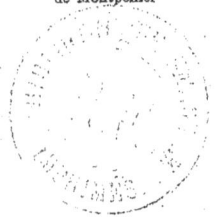

DU PROCÉDÉ EN VANNE

DANS LE

TRAITEMENT DE L'ECTROPION

IMPRIMERIE CENTRALE DU MIDI
MONTPELLIER.

DU PROCÉDÉ EN VANNE

DANS

LE TRAITEMENT DE L'ECTROPION

DU PROCÉDÉ EN VANNE

DANS

LE TRAITEMENT

DE L'ECTROPION

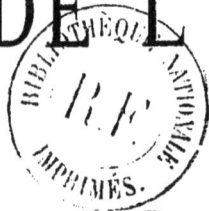

PAR

Le Docteur A. LEPRINCE

PHARMACIEN DE 1re CLASSE

AIDE DE CLINIQUE OPHTALMOLOGIQUE A L'UNIVERSITÉ

MEMBRE DE LA SOCIÉTÉ DES SCIENCES MÉDICALES DE MONTPELLIER

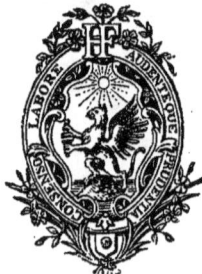

MONTPELLIER

IMPRIMERIE CENTRALE DU MIDI

(HAMELIN FRÈRES)

—

1898

A MON PÈRE ET A MA MÈRE

A. LEPRINCE.

DU PROCÉDÉ EN VANNE

DANS

LE TRAITEMENT

DE L'ECTROPION

CHAPITRE I

L'ectropion, constitué par le renversement des paupières en dehors, peut être, au point de vue anatomique, divisé en cutané, musculaire ou muqueux.

L'*ectropion cutané* est cicatriciel et consécutif à des plaies, des brûlures, des adhérences ostéitiques qui éloignent, en l'éversant, la paupière du globe oculaire. Les brûlures, surtout à cicatrices toujours rétractiles, occasionnent des ectropions excessifs. L'eczéma, l'impetigo, le lupus, ont dans ce sens une action plus modérée.

L'*ectropion musculaire* résulte de la contraction spasmodique de l'orbiculaire dans les paupières séniles à peau flasque, à inflammations chroniques, ou bien s'observe dans la paralysie de ce muscle.

L'*ectropion muqueux* est produit par l'exophtalmie, les

tumeurs orbitaires, l'hypertrophie marginale consécutive aux blépharo-conjonctivites chroniques des jeunes sujets scrofuleux (Observ. III) ou des lacrymaux invétérés et âgés. Le larmoiement joue en l'espèce un grand rôle, car il entretient la blépharo-conjonctivite et exagère l'hypertrophie de la muqueuse marginale, laquelle éversant mécaniquement la paupière, aggrave à son tour l'état lacrymal.

A cet ectropion lacrymal (juvénile ou sénile) doit se rattacher la variété appelée par M. le professeur Truc *ectropion ex vacuo*, consécutive à l'énucléation de l'œil.

C'est cette classe d'ectropion que nous allons étudier dans notre travail, laissant de côté l'étude des ectropions cutanés et musculaires.

Nous passerons successivement en revue, dans cette première partie de notre thèse, les conditions de production, la pathogénie et les conditions thérapeutiques spéciales et communes à chacune des variétés :

1° *Sénile* ;
2° *Juvénile* ;
3° *Ex vacuo*.

Enfin, dans une seconde partie, nous étudierons spécialement le procédé en vanne et son application à la guérison de cette variété d'ectropion.

Les principales lésions de l'ectropion portent sur la muqueuse, le tarse, le muscle orbiculaire, la peau et le bord ciliaire. Ces lésions sont variables, plus ou moins accentuées, selon les individus et la variété de l'ectropion.

Les manifestations les plus constantes et générales à tous les cas d'ectropion sont la blépharo-conjonctivite plus ou moins intense, accompagnée d'état lacrymal toujours constant et de spasme et d'eczéma cutané.

ECTROPION SÉNILE. — Dans l'ectropion sénile nous avons trois symptômes qui ne font presque jamais défaut :

1° D'abord une hypertrophie de la muqueuse marginale, légère, peu marquée dans l'ectropion au début, mais qui va progressivement en croissant, à mesure que l'affection devient plus ancienne. La conséquence de cette prolifération est l'éloignement du bord marginal de la paupière, du globe de l'œil et son éversion en dehors.

2° C'est ensuite dans cette variété un *excès de peau flasque*, molle, placide, sans tonus, se laissant facilement déprimer et tendant à retomber.

3° Enfin le spasme de l'orbiculaire commun aux trois variétés d'ectropion sénile, juvénile et *ex vacuo*, vient jouer un rôle actif dans l'éversement de la paupière, par contraction de la partie orbitaire du muscle orbiculaire.

ECTROPION JUVÉNILE. — Dans cette variété nous avons encore à noter :

1° De l'hypertrophie de la muqueuse marginale se présentant à la vue sous l'aspect d'un gros bourrelé d'un rouge vif, charnu, sillonné de vaisseaux ;

2° Du spasme de l'orbiculaire ;

3° Mais ici les lésions de la peau sont différentes ; tandis que dans l'ectropion sénile nous avions *excès de peau*, ici il y a *insuffisance*.

La peau est lisse, tendue, rétractée, couenneuse, l'étoffe est plus courte que la doublure, tandis que dans l'ectropion sénile l'étoffe est plus longue que la doublure. On a en quelque sorte une « tension cicatricielle sans cicatrice apparente », et elle tire sur le bord libre de la paupière comme une corde sur un arc.

ECTROPION EX VACUO. — Ici nous retrouvons les deux éléments : l'hypertrophie de la muqueuse et le spasme de l'orbiculaire.

Mais il y a tantôt excès de peau, tantôt insuffisance, la peau est ou flasque ou rétractée, ce qui rend cette variété des plus rebelles à la thérapeutique.

PATHOGÉNIE

On connaît depuis les études de Galezowski, Truc et Abadie, l'importance de l'état lacrymal sur les diverses affections oculaires.

Dans les cas de larmoiement, la paupière est légèrement écartée du globe de l'œil et dans cet espace on trouve une mince couche de liquide lacrymal. La présence trop prolongée des larmes en cet endroit amène un ectropion qui a été décrit sous le nom d'ectropion sénile par les auteurs.

En effet les larmes en contact continuel avec la conjonctive l'irritent, donc prolifération épithéliale, formation du bourrelet muqueux augmentant progressivement de volume, et tendant à éloigner la paupière de l'œil.

Par suite de ce commencement d'éversion, les points lacrymaux sont déviés et tournés en dehors. D'où impossibilité pour les larmes de se rendre aux points lacrymaux, de là stagnation des larmes, et larmoiement augmentant de jour en jour.

Par suite de l'inflammation de la conjonctive, les tarses subissent comme elle une modification dans leur structure, et la véritable « tarsite chronique », qui se développe alors, contribue à l'écartement de la paupière.

C'est ici alors qu'intervient l'état de la peau.

Chez le vieillard, à cause du peu de résistance de la peau,

il suffira de la moindre contraction normale de l'orbiculaire
pour faire basculer le tarse.

Chez le jeune lymphatique, au contraire, la peau, avons-nous
dit, est lisse et *rétractée*. Dans ce cas, au lieu de céder comme
chez le vieillard, la peau tire, et au lieu d'un éversement par
bascule, provoquée par la pression à la base du tarse, nous
aurons au contraire un éversement produit par traction sur le
bord marginal du tarse.

Dans le cas d'ectropion *ex vacuo*, l'état lacrymal doit être
de même incriminé.

En effet, après l'énucléation du globe, faite dans les meilleu-
res conditions, avec économie stricte des tissus périoculaires
et suture en bourse, il se fait de la stagnation muco-lacrymale
dans la loge antérieure ou conjonctivale de l'œil. L'œil artificiel appliqué favorise quelque peu l'écoulement normal des
larmes, mais il irrite, malgré tous les soins de propreté, la
surface muqueuse et exagère les sécrétions catarrhales.

La stagnation muco-lacrymale se produit en arrière du
bord marginal inférieur qu'elle enflamme ou épaissit et dans
la cupule sur laquelle repose la coque artificielle où elle entraîne du gonflement muqueux, de l'infiltration interstitielle
et de la rétraction consécutive.

L'écoulement extérieur des larmes entraîne même de l'eczéma cutané qui exagère l'ectropion muqueux.

Dans ces conditions, la cavité réservée à l'œil artificiel se
rétrécit et le bord marginal tend à s'évaser progressivement.
La coque a moins de place pour se loger et le rebord n'est
pas assez élevé pour la contenir. Peu à peu la pièce doit être
réduite de volume et tend à glisser à l'extérieur. Bientôt
même on ne peut plus continuer la prothèse.

Dans ces trois cas, l'ectropion, une fois produit par un mé-
canisme absolument différent, s'exagère de plus en plus, le

larmoiement devient plus intense, l'hypertrophie conjonctivale de plus en plus marquée.

INDICATIONS. — Quelles seront les indications du traitement ? Elles seront communes et particulières :

1° *Communes.* — Nous venons de voir que l'état lacrymal devait toujours être incriminé dans les différentes variétés de cette affection. Il faudra donc, tout d'abord, rétablir le cours des larmes et veiller au bon fonctionnement de l'appareil lacrymal.

On soignera ensuite la blépharo-conjonctivite concomitante.

2° *Particulières.* — Ici, le traitement variera naturellement avec les formes sénile, juvénile ou *ex vacuo*.

Nous allons étudier successivement le traitement de ces différentes formes. Nous passerons rapidement en revue le traitement de la forme sénile et nous montrerons, après l'avoir décrit, que le procédé, en vanne, est le plus souvent le seul applicable à l'ectropion juvénile. Alors que tous les autres traitements sont restés infructueux, lui seul permet d'obtenir une guérison sûre et rapide.

Enfin, pour l'ectropion *ex vacuo*, nous montrerons qu'il est le seul procédé donnant des résultats durables au point de vue du maintien de l'œil artificiel et au point de vue esthétique.

CHAPITRE II

Traitement des diverses variétés d'ectropion. — Procédé en vanne.

Notre but n'étant pas d'étudier les divers procédés imaginés par les auteurs pour remédier à l'ectropion, nous nous contenterons de rappeler succinctement que les diverses méthodes ont eu pour but, soit une action sur :

1° Les voies lacrymales ;

2° Sur la muqueuse ;

3° Sur le tarse ;

4° Sur le muscle orbiculaire ;

5° Sur la peau ;

6° Sur toute la paupière ;

7° Soit, enfin, des actions combinées.

Tous ces méthodes, simples ou combinées, ne remplissent pas toutes les indications.

1° Elles ne tiennent pas un compte suffisant du traitement lacrymal, qui, pour la plupart des auteurs, est un élément accessoire, alors qu'il doit être considéré comme indication primordiale.

2° Enfin, le plus souvent les indications relatives aux diverses variétés d'ectropion sénile, juvénile, *ex vacuo*, sont ou mal remplies ou insuffisamment remplies.

Le traitement de l'ectropion, quelle que soit sa variété, doit toujours débuter par une action sur les voies lacrymales et être suivi d'un traitement blépharo-conjonctival. Dans

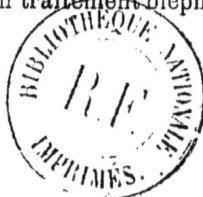

2

les cas légers, cette action suffira souvent pour remédier à un commencement d'éversement de la paupière. Le cathétérisme, la section des points inférieurs, les lavages, quand ils ne guériront pas l'ectropion, rendront logique l'opération qui suivra.

Le traitement blépharo-conjonctival comporte au début simplement des topiques, des cautérisations astringentes et, s'il y a lieu, des scarifications et des sutures inversives avec compression légère et transitoire; dans la suite il devient essentiellement opératoire.

Dans des cas de larmoiement très rebelles, M. le professeur Truc a proposé l'ablation de la glande lacrymale orbitaire, opération qui lui a donné d'excellents résultats. (1)

ECTROPION SÉNILE. — Dans cette forme d'ectropion, c'est l'hypertrophie de la muqueuse marginale et l'excès de peau qui indiquent au chirurgien la marche à suivre dans le traitement.

1° On fera donc tout d'abord une résection tarso-conjonctivale cunéiforme.

Après avoir fait la toilette oculaire et périoculaire, on pratiquera tout le long de la paupière, sans toucher aux cils, une incision à laquelle on donnera la profondeur exigée par la hauteur de la bande hypertrophiée.

En arrière de cette bande, une seconde section viendra rejoindre la première, en faisant avec elle un angle plus ou moins aigu.

Leur distance sera donnée par l'épaisseur de la portion hypertrophiée. Cette bande de tissu étant enlevée, quelques

(¹) (Truc, *Extirpation des glandes lacrymales orbitaires dans les larmoiements incoercibles chez les granuleux* (*Montpellier Médical*, 7 novembre 1880).

points de suture seront placés et l'ectropion sera ainsi corrigé en partie. Une double section nette facilite la coaptation sans suture des lèvres de la plaie de résection ; il y a peu d'hémorragie.

Pour soulever la paupière et la maintenir, une *blépharorraphie* externe sera nécessaire. Chez le vieillard, la fente palpébrale étant fortement agrandie, le rétrécissement léger n'aura donc aucun inconvénient. On aura soin de ne pas l'exagérer sous peine de phimosis, et la faire parfaitement égale des deux côtés pour éviter toute dissymétrie.

3° Enfin, des sutures inversives de Snellen muco-cutanées seront le plus souvent indispensables pour achever le redressement de la paupière.

ECTROPION JUVÉNILE. — Ici, nous l'avons vu, nous avons insuffisance de peau ; la résection est donc absolument insuffisante, et ne remplit pas les conditions pathogéniques. C'est alors que nous emploierons le *procédé en vanne* avec autoplastie palpébrale simple de M. le professeur Truc.

Il consiste :

1° En un dédoublement palpébro-marginal ou intra-cellulaire plus ou moins profond.

2° En l'élévation musculo-cutanée en vanne ;

3° En la blépharopexie médiane et latérale.

1° *Dédoublement vertical de la paupière.* — Une incision intermarginale verticale, profonde, est pratiquée en arrière des cils, d'une commissure à l'autre, dans la couche celluleuse, de manière à dédoubler la paupière en deux lames : *lame antérieure*, qui comprend la peau et l'orbiculaire, et *lame postérieure*, avec la tarse et la conjonctive. Le dédoublement doit être d'autant plus profond que l'ectropion est plus prononcé (fig. 1).

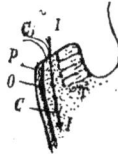

Fig. 1. — *P*. Peau. — *N*. Orbiculaire.
B. Tissu celluleux. — *Ci*. Cils.—
T. Tarse. — *I*. Incision intermarginale.

2° *Relèvement en vanne de la lame antérieure.* — Avec des pinces à griffes ou avec trois anses de fil passées à travers la lame antérieure on relève celle-ci par glissements au-dessus de la lame postérieure, à la hauteur voulue, de telle sorte que la peau s'élève de quelques millimètres et qu'au contraire la muqueuse descend.

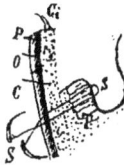

Fig. 2. — *P*. Peau. — *0*. Orbiculaire. — *C*. Tissu cellulaire. — *Ci*. Cils. — *T*. Tarse. — *S*. Suture muco-cutanée.

3° *Blépharopexie muco-cutanée.* — La lame antérieure ayant été remontée au degré désiré on fixe les deux lames par un ou deux points de suture et dans la position de la figure 2.

Si la lame antérieure détachée du tarse et de la conjonctive est peu élevée, la cicatrisation ultérieure la renversera

légèrement en dedans en ectropion compensateur de l'ectropion primitif (fig. 3).

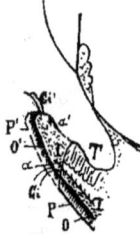

FIG. 3. — *P.* Peau. — *O.* Orbiculaire. — *Ci.* Cils.
— *T.* Tarse. — *P' O' Ci.* Lame musculo-cutanée
remontés. — *a a'.* Tissu cicatriciel correcteur.

Cette opération, très simple et à la portée de presque tous
les praticiens, peut être complétée, dans le cas d'ectropion
très prononcé ou simplement pour hâter la guérison, par
quelques sutures inversives de Snellen qui auront pour effet
de redresser le tarse et de le maintenir en bonne position.

ECTROPION EX VACUO.— Nous avons indiqué dans la pathogénie la production de l'ectropion *ex vacuo*. En prenant quelques soins prophylactiques, on pourra bien souvent éviter
d'en arriver à l'abandon de l'œil artificiel.

La pierre d'émail sera nettoyée plusieurs fois par jour dans
l'eau boriquée, le soir dans une solution faible de sublimé ; on
la lubréfiera, avant de l'appliquer, avec de la vaseline, on la
changera à la moindre éraillure.

La cavité çonjonctivale sera lavée à l'eau boriquée tiède,
touchée à l'alun, au sulfate de zinc, au nitrate d'argent. Les
bords ciliaires seront pansés avec des pommades aux divers
précipités ou à l'iodoforme ; enfin les voies lacrymales seront
entretenues, irriguées, et les conduits inférieurs sectionnés
pour permettre la pénétration normale des liquides.

Malheureusement tous ces soins ne sont pas suffisamment

observés par la majorité des patients, et dans certains cas restent insuffisants pour éviter l'ectropion de la paupière inférieure et le rétrécissement de la cavité conjonctivale ; l'œil artificiel devient alors trop volumineux, glisse, et il faut y renoncer.

Dans ce cas, les procédés opératoires de Szymanowski, de Græfe, de Mirault, etc., sont utiles, mais seulement quand il y a excès de peau, et de muqueuse, puisqu'ils en nécessitent l'ablation partielle ; or, dans les variétés habituelles d'*ectropion ex vacuo*, la peau et la muqueuse étant réduites, ces procédés ne sauraient convenir.

Il faut en effet ici pour le port de l'œil artificiel deux éléments :

1º Une bordure marginale recouvrant la peau comme un rebord, une barrière, un garde-fou ;

2º Une cavité conjonctivale assez considérable.

En outre, il convient de remonter les cils surhaissés.

Les procédés classiques ne remplissent pas ces diverses indications : on ne peut les trouver que dans une autoplastie durable.

Dans un cas, M. le professeur Truc tenta d'agrandir par greffe la cavité conjonctivale, mais le bon résultat fut passager.

Il s'agissait d'une jeune artiste de café-concert chez laquelle on avait d'abord dédoublé la paupière en lame musculo-cutanée et conjonctivo-tarsienne, puis greffé dans l'espace intermarginal, de la muqueuse buccale. Le résultat immédiat fut d'abord satisfaisant, mais la résorption de la greffe le rendit bientôt nul.

Dans un autre cas, il créa un large rebord marginal, et le bon résultat persista.

C'était chez une jeune femme présentant, à la suite de la variole, une rétraction cicatricielle exophtalmique des deux paupières du côté droit énucléé. Une incision intermarginale fut effectuée à la paupière supérieure, et dans l'espace fut appliqué un gros lambeau cutané en anse de panier (comme dans le procédé de Junge pour l'ectropion granuleux). On obtint ainsi un bourrelet marginal pouvant contenir l'œil artificiel.

Dans plusieurs autres cas, impuissant à assurer le port d'une coque d'émail, M. le professeur Truc eut alors recours au procédé autoplastique en vanne qu'il imagina à cet effet.

Reposant sur des principes rationnels, ce procédé fournit aux dépens de la peau commissurale et jugale inférieure un rebord à la pièce artificielle, il élargit la cavité et la surface conjonctivales, enfin il remonte et redresse les cils défectueux.

Il comprend pour l'ectropion *ex vacuo* les quatre temps suivants :

1° Dédoublement palpébro-marginal intra-cellulaire plus ou moins profond ;

2° Elévation musculo-cutanée en vanne ;

3° Blépharopexie muco-cutané médiane et latérale ;

4° Autoplastie à lambeau temporo-commissural.

Les trois premiers temps sont analogues aux trois temps effectués dans le traitement de l'ectropion juvénile (lig. 1, 2 et 3, pages 20 et 21). Nous ne reviendrons pas sur leur description.

Le dédoublement devra être d'autant plus profond que l'éversion marginale et la réduction cavitaire conjonctivale seront plus accentuées.

Lorsque l'ectropion sera peu prononcé, ce procédé en trois temps sera souvent suffisant, et l'ectropion compensateur produit par la cicatrisation formera un bourrelet assez saillant pour maintenir l'œil artificiel (lig. 3, page 21) (Observations IV et VI).

Si, au contraire, à cause du degré extrême de l'ectropion primitif ou de l'insuffisance de la cavité conjonctivale, cette lame antérieure détachée du tarse est plus élevée, elle pourrait provoquer, par retournement cicatriciel en entropion, du trichiasis. Dans ces conditions, il faut une doublure, et c'est l'objet du quatrième temps.

4° *Taille d'un lambeau autoplastique temporal.*

Ce lambeau est pris horizontalement dans la direction des plis commissuraux, et comprend la peau et un peu de tissu cellulaire.

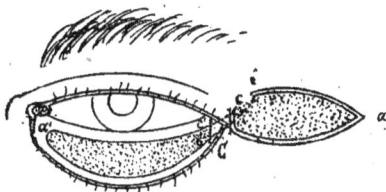

Fig. 5. — *a. b. c.* Lambeau autoplastique temporal. — *b. c.* Base adhérente. — *a'.* Sommet transplanté. — *b'. c'.* Base attirée sous la boutonnière commissurale *C*.

Il est taillé de longueur et de largeur appropriée à la doublure nécessaire à la lame palpébrale cutanée. On le détache du sommet externe (fig. 5) jusqu'à sa base interne qu'on laisse adhérente, puis on le fait passer sous un pont commissural de manière à l'appliquer contre la lame antérieure, la face épidermique du côté de l'œil ; on le suture dans cette position en bas, au sommet de la lame tarso-conjonctivale, en haut, vers le fond marginal de la paupière (fig. 4).

Un point de transfixion en anse assure l'application inter-
médiaire.

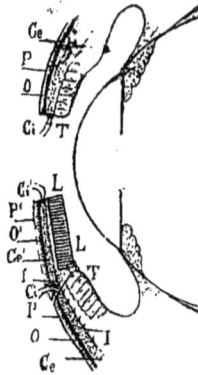

Fig. 4. — *P*. Peau. — *O*. Orbiculaire. — *Ce*. Tissu
celluleux. — *Ci*. Cils. — *T*. Tarse. — *I*. Incision intermarginale. — *L*. Lambeau autoplastique.

Quant à la plaie temporale, elle est exactement suturée
(fig. 6).

De la sorte le cul-de-sac conjonctival inférieur est augmenté
en surface comme en profondeur, et la bordure autoplastique
donne garantie contre toute rétraction défectueuse.

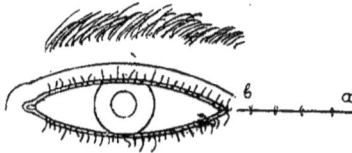

Fig. 6. — *a. b.* Sutures temporales, après rotation
et fixation palpébrale du lambeau.

L'œil artificiel pourra être placé, sera maintenu, et par lui-
même en passant en bas du cul-de-sac, assurera définitive-
ment la prothèse.

OBSERVATIONS

Observation I

Ectropion ex vacuo, *rétrécissement de la surface conjonctivale, impossibilité de porter un œil artificiel même de petit volume. — Application du procédé en vanne avec autoplastie cutanée sous-commissurale. — Guérison* (1895).

Mlle X..., vingt et un ans, femme de chambre, Montpellier. A été énucléée de l'œil droit, il y a plusieurs années, pour lésions indéterminées, probablement staphylôme consécutif à un leucome adhérent, et elle portait habituellement un œil artificiel. Cet œil a dû être réduit graduellement de volume, puis a été supprimé. Il existe en effet une cavité conjonctivale minime avec ectropion notable.

Traitement lacrymal et conjonctival durant quelques jours, puis dédoublement intermarginal de la paupière inférieure ; relèvement en vanne de la lame musculo-cutanée ; fixation du sommet du tarse à un centimètre du bord ciliaire, le long du milieu de la paupière, par transfixion cutanée (palpébropexie médiane) ; taille d'un lambeau cutané commissural de 3 centimètres de long sur un de large ; détachement de ce lambeau du sommet à la base et application, à travers la commissure sectionnée, contre la partie dénudée de la lame palpébrale cutanéo-musculaire soulevée et transfixée ; enfin suture du lambeau, de la commissure, de la plaie autoplastique temporale et deux sutures en anse au milieu du lambeau à travers la paupière. Iodoforme, pansement humide contentif. Guérison sans incident en cinq jours. Œil artificiel mis en place peu après et porté depuis sans difficulté.

Observation II

Ectropion ex vacuo. — *Impossibilité de porter un œil artificiel.* — *Sutures infruc-
tueuses.* — *Application du procédé autoplastique en vanne avec lambeau temporal sous-commissural.* — *Guérison* (1895).

M. X..., étudiant en droit, Montpellier. L'œil droit avait
été énucléé consécutivement à un traumatisme et était rem-
placé par un œil artificiel. La cavité conjonctivale s'étant
rétrécie graduellement, il s'est fait un léger ectropion ; l'œil
ne peut depuis quelque temps être supporté, car il glisse sur
la paupière inférieure dès qu'on l'applique dans l'orbite. Nous
avons d'abord essayé, sans résultat durable, deux sutures en
anse traversant la conjonctive au bas du tarse et venant sortir
par la peau, espérant créer ainsi une dépression qui retiendrait
la pièce artificielle ; puis, devant l'insistance légitime du pa-
tient, nous avons appliqué notre procédé autoplastique en
vanne avec lambeau temporal sous-commissural de 3 centimètres sur 1. Le résultat a été de tout point excellent et l'œil
artificiel a été repris. Toutefois, comme la cavité conjonctivale
est encore un peu exiguë, nous faisons appliquer la nuit, dans
l'orbite, une bille en verre qui assure pour le jour suivant la
place de l'œil artificiel. Ce petit moyen paraît être en effet
assez avantageux. Toujours est-il que notre malade, depuis
plusieurs années, paraît bien guéri et porte avec avantage
et régulièrement son œil artificiel.

Observation III

Ectropion lacrymal juvénile ODG. — *Blépharo-conjonctivite.* — *Leucomes cir-
conscrits OG.* — *Opération par le procédé en vanne ODG.*

R... (Salomon), dix-huit ans, mineur, entre à la clinique le
20 septembre 1897, pour larmoiement et rougeur des paupières ODG.

Les antécédents héréditaires et personnels sont nuls.

L'affection actuelle a débuté, il y a une douzaine d'années, par de la rougeur des paupières, de la photophobie et du larmoiement; elle est restée stationnaire pendant six ans environ, puis s'est aggravée subitement, il y a quatre ans. A cette époque, une poussée de kératite se produisit. Les deux leucomes, assez étendus, consécutifs à des ulcères de la cornée gauche, datent de cette époque.

Le traitement avait simplement consisté en lavages et cautérisations au nitrate d'argent.

A son entrée, le 20 septembre, le malade présente un état général assez bon et un facies lymphatique.

Les paupières inférieures des deux côtés sont enflammées, et présentent une coloration rouge foncé. Les cils sont presque complètement tombés ainsi qu'aux paupières supérieures. Le bord ciliaire est, en outre, très hypertrophié.

Larmoiements ODG.

Pas de granulations.

Pas de photophobie.

Conjonctives bulbaires normales.

OD : Cornée normale. V = 1.

OG : La cornée présente deux leucomes superficiels de 2 à 4 millimètres de diamètre et siégeant à la partie supérieure externe. V — 2/3.

Iris normal.

Pas de douleurs oculaires.

Traitement. — Cathétérisme ODG. Lavages du nez avec la solution physiologique de chlorure de sodium, à laquelle on ajoute 2 gr. de teinture d'iode.

Pommade à l'oxyde de zinc sur le bord des paupières.

22 septembre. — Incision des canalicules ODG.

26. — Anesthésie au chloroforme.

Incision profonde divisant la paupière inférieure ODG en deux lames, une antérieure cutanée, l'autre postérieure muqueuse. On fait glisser la lame cutanée sur la lame muqueuse en l'attirant en haut, et on la suture par quatre points en capiton.

Pansement légèrement compressif.

27. — Premier pansement ; léger œdème palpébral.

28. — On supprime tout pansement. Deux points de suture au cagut sont ajoutés à chaque commissure externe pour reserrer davantage les fentes palpébrales.

20 octobre. — On résèque aux ciseaux une petite bande de tissu exubérant sur chaque paupière, au niveau du lambeau postérieur.

28. — Résultat OG excellent.

OD présente une petite encoche formée par le fil enlevé trop tard.

6 novembre. — *Exeat.*

Il persiste à la partie médiane des paupières inférieures une petite surface bourgeonnante, d'environ un centimètre de largeur sur trois millimètres de hauteur.

Résultat fonctionnel excellent.

Observation IV

Ectropion ex vacuo. — Impossibilité de porter un œil artificiel. — Procédé opératoire en vanne. — Résultat excellent.

D..... (Rosalie), cinquante-cinq ans, ménagère, entre le 27 mai 1898 pour ectropion de l'œil gauche empêchant le port d'un œil artificiel.

La malade a été énucléée, il y a dix ans, à la suite d'un traumatisme. Pendant plusieurs années, l'œil artificiel se maintint dans l'orbite, mais, depuis deux ans environ, la paupière inférieure gauche s'est progressivement ectropionnée et le maintien de l'œil est devenu impossible.

La cavité orbitaire est assez vaste.

27 mai. — On procède au dédoublement du bord marginal de la paupière inférieure gauche.

Après élévation de la paroi antérieure; deux points de suture sont placés pour fixer les deux lames antérieure et postérieure.

Une bille est placée dans l'orbite.

31. — Pansement. Pas d'écoulement. Résultat parfait.

4 juin. — Exéat de la malade avec un œil artificiel.

Observation V

Ectropion ex vacuo. — *Cavité orbitaire cicatricielle iusuffisante au port d'un œil artificiel.*

B... (Marie), vingt-quatre ans, domestique, entre le 10 juin 1898 à la clinique, parce que la cavité orbitaire OD, rétrécie, ne supporte pas un œil artificiel.

La malade a subi l'énucléation de l'œil droit, il y a deux ans, à la suite d'une ophtalmie remontant à cinq ou six ans. Il y aurait eu d'abord ulcère de la cornée, puis parophtalmie. Aussitôt après l'opération, la malade prit un œil artificiel qui fut supporté pendant deux ans sans douleur ni gêne d'aucune sorte.

Il y a deux mois environ, la malade s'aperçut que l'œil était chassé plus facilement de l'orbite ; peu après, elle ne put le porter d'une manière continue.

Étant allée consulter à cette époque, on lui fit remarquer que la cavité orbitaire s'était rétrécie par suite de production de tissu cicatriciel et on lui proposa une opération ayant pour but de reformer la cavité.

Dans l'espace d'un mois, il y eut quatre interventions qui n'amenèrent aucun résultat appréciable; au contraire, le tissu cicatriciel formé a rétréci considérablement la cavité orbitaire et empêche le port de tout œil, si petit qu'il soit.

A son entrée, le 10 juin, trois semaines après la dernière intervention, la malade présente une cavité orbitaire très réduite, le bord palpébral inférieur est déformé par les opérations successives que la malade a subies ; il y a éversement complet de la paupière inférieure en dehors et symplépharon des deux paupières.

13 juin. — Anesthésie. Procédé en vanne sur la paupière inférieure.

En haut, on prend un lambeau palpébral en languette qu'on suture à la conjonctive de la cavité après avoir fait passer cette languette à travers une boutonnière palpébrale.

25. — La malade est entièrement guérie de son opération.

L'ectropion n'existe plus. Toutefois la cavité orbitaire, très rétrécie, ne permettra le port d'un œil artificiel que de petite dimension.

Observation VI

Ectropion ex vacuo. — *Procédé en vanne avec autoplastie temporale.* — *Résultat esthétique favorable insuffisant pour le port d'un œil artificiel de dimensions égales à celles de l'œil sain.*

A.... (Joseph), vingt-quatre ans, ferblantier, entre le 6 octobre 1897 à la clinique pour une brûlure ancienne de l'œil gauche, ayant occasionné une cicatrice vicieuse. Cet accident remonte à 1893. Le malade reçut à cette époque une parcelle de plomb fondu dans l'œil, et ne fut pas soigné.

A son entrée, l'œil droit est normal.

L'œil gauche présente un simplépharon du tiers interne, et

un ankyloblépharon au même niveau. La cornée est entièrement recouverte par un épaississement cicatriciel de la conjonctive qui rendrait toute vision impossible, si le fond de l'œil était normal.

Le 7 octobre, après anesthésie locale, on essaie de disséquer les paupières pour libérer le globe de l'œil. L'exploration au stylet montre que l'adhérence s'étend dans toute la hauteur des culs-de-sac et on remet à une date ultérieure l'intervention qui nécessitera l'anasthésie générale.

13. — Anesthésie chloroformique.

Libération complète des paupières par deux incisions profondes qui rétablissent deux culs-de-sac.

Amputation du segment antérieur avec issue de la plus grande partie du vitré. Suture en bourse de la conjonctive.

Une coquille en verre est placée pour empêcher les adhérences.

14. — Pansement. Pas d'œdème, pas de suintement sanguin. La coquille est aisément remise en place.

28. — Les culs-de-sac sont rétablis. La coquille très mobile ne permet pas cependant au malade de fermer complètement les paupières.

9 novembre. — Le malade sort avec un œil artificiel très mobile.

Les cils de la paupière supérieure sont légèrement entropionnés et les adhérences ont tendance à se reformer.

Un mois plus tard, le malade entre à la clinique pour se faire opérer de nouveau. Les culs-de-sac n'existent plus.

Averti du peu de chance de réussite de toute intervention, le malade insiste cependant pour être opéré à nouveau.

Le procédé employé a été un procédé se rapprochant de celui de Kuhnt.

Après anesthésie au chloroforme on a taillé sur la tempe un

lambeau qui fut dédoublé en deux lames, une supérieure,
l'autre inférieure.

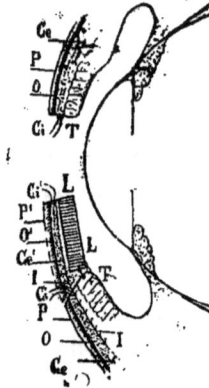

Fig. 7. — *P*. Peau. — *O*. Orbiculaire. — *Ce*. Tissu
celluleux. — *Ci*. Cils. — *T*. Tarse. — *I*. Incision
intermarginale. — *L*. Lambeau autoplastique.

Après dédoublement vertical des deux paupières, les lambeaux temporaux furent appliqués sur les faces cruentés des
lames antérieures, de telle sorte que la face cruentée du lambeau temporal supérieur tordu sur son pédicule vint s'appliquer sur la face cruentée de la paupière inférieure, tandis
que le lambeau temporal inférieur fut appliqué à la paupière
supérieure (fig. 7 et 8).

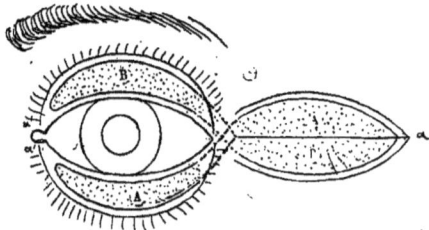

Fig. 8. — *A*. Lambeau temporal supérieur venant
en A'. — *B*. Lambeau temporal inférieur venant
en B'.

3

La plaie temporale fut ensuite suturée en affrontant les deux lèvres (fig. 9).

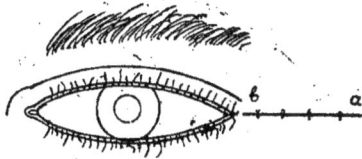

FIG. 9. — *a. b.* Sutures temporales, après rotation
et fixation palpébrale du lambeau.

7. Janvier. — Les lambeaux ont bien pris. La cicatrice temporale est à peine visible. Les paupières semblent recouvrir un globe normal, mais la cavité est très petite, trop petite, on engage le malade à y introduire des perles de verre de volume progressivement croissant.

Au point de vue esthétique, résultat favorable.

Résultat insuffisant pour le port d'un œil artificiel de dimensions égales à celles de l'œil sain.

Observation VII

*Ectropion « ex vacuo » guéri par le dédoublement
de la paupière inférieure.*

M. Fromaget présente à la société d'Anatomie et de Physiologie de Bordeaux, le 10 mai 1898, un homme d'une trentaine d'années, auquel il a pratiqué une intervention peu connue et qui a donné des résultats excellents.

Cet homme a subi, il y a deux ans, l'énucléation de l'œil gauche, à la suite d'un traumatisme grave, sur lequel il est inutile d'insister.

Pendant un an et demi, le malade porta un œil artificiel, puis peu à peu la cavité orbitaire se rétrécit, la paupière inférieure s'ectropionna, il prit des yeux de plus en plus petits, mais le cul de sac inférieur s'effaça de plus en plus et au mois de janvier dernier le port de toute pièce prothétique devint impossible.

Cet homme, qui exerce la profession de garçon de café, était donc très ennuyé et obligé de renoncer à sa profession.

L'examen montra que la paupière inférieure etait en ectropion très prononcé, presque total. Le cul-de-sac inférieur n'existait plus, et même au niveau de l'angle interne il existait un symblépharon très prononcé.

Pour remédier à cet état M. Fromaget a eu de suite l'idée d'appliquer à ce cas le procédé de dédoublement avec relèvement en vanne décrit par le professeur Truc.

Au bout de quelques jours, adhérence solide. Les sutures sont enlevées. La lèvre antérieure contenant la peau, l'orbiculaire et la rangée de cils était cicatrisée et le résultat de cette cicatrisation a été la guérison de l'ectropion.

Le dédoublement sans autoplastie a été pratiqué dans ce cas, il y a bientôt trois mois. Cette opération a donné d'excellents résultats. L'ectropion est absolument guéri, il existe même un léger entropion vers l'angle intérieur ; le cul-de-sac fabriqué se maintient fort bien. Il est profond et permet au malade de porter un œil artificiel volumineux.

CONCLUSIONS

———

I. — L'ectropion lymphatique et l'ectropion *ex vacuo* des jeunes sujets peuvent être avantageusement traités par le procédé en vanne.

II. — Au point de vue esthétique, le procédé en vanne est particulièrement recommandable : il ne reste aucune trace de cicatrice ; et, dans les cas d'autoplastie, la cicatrice temporale a complètement disparu au bout de quelques semaines.

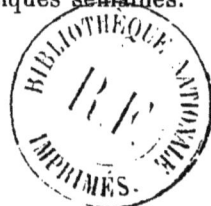

———